DE LA

MÉDICATION MARINE

SES INDICATIONS, SES CONTRE-INDICATIONS

SES AVANTAGES

DANS LE

TRAITEMENT DE LA GLYCOSURIE

ÉVREUX, IMPRIMERIE DE CH. HÉRISSEY

DE LA

MÉDICATION
MARINE

SES INDICATIONS, SES CONTRE-INDICATIONS

SES AVANTAGES

DANS LE

TRAITEMENT DE LA GLYCOSURIE

PAR

LE DOCTEUR HEDOUIN

Membre titulaire de la Société d'hydrologie médicale de Paris,
Membre correspondant des Sociétés de médecine de Lyon, de Bordeaux et de Rouen ;
Membre associé libre national des médecins des bureaux de bienfaisance de Paris ;
Membre titulaire de la Société de géographie de Paris ;
Membre de l'Académie des Quirites de Rome ; ex-médecin adjoint de Saint-Lazare.

PARIS

ASSELIN, LIBRAIRE-ÉDITEUR

PLACE DE L'ÉCOLE-DE-MÉDECINE

DIEPPE	DIEPPE
A. MARAIS, LIBRAIRE.	Mme A. LEBLANC, LIBRAIRE.

1876

A LA MÉMOIRE DE BEAU

ANCIEN MÉDECIN

DE L'HÔPITAL DE LA CHARITÉ

AU LECTEUR

—

Atteint de glycosurie en 1862, j'ai été conduit par les conseils qui m'ont été donnés pour l'amélioration de ma santé, à habiter le bord de la mer pendant la saison d'été.

Après trois années pendant lesquelles j'ai obtenu successivement des résultats de plus en plus satisfaisants, je me suis décidé à m'y fixer définitivement, afin de maintenir plus complète la guérison que j'avais obtenue.

Depuis cette époque, j'ai observé près de la mer des maladies bien différentes par leur nom et par leur nature; aujourd'hui, après douze ans, je crois être utile, en faisant connaître ce que je pense de la médication marine, en indiquant les services qu'elle peut rendre par ses applications nombreuses, et en signalant les cas dans lesquels elle ne doit pas être employée.

Faire un peu de bien est le but de cette publication, je désire l'avoir atteint.

Dieppe, mars 1876.

DE LA MÉDICATION MARINE

La médication marine se compose de l'emploi des différents moyens à l'aide desquels, soit dans leur ensemble, soit isolément, suivant les cas, on fait usage de l'eau de mer. Cette médication est par excellençe celle des maladies chroniques. Employée d'une maniere banale, on doit s'attendre généralement à des résultats peu satisfaisants ; si, au contraire, ellè est appliquée sérieusement, les malades recevant une direction intelligente et éclairée, elle peut rendre les plus grands services.

La médication marine réalise complétement ce que pensait Sydenham, le plus grand médecin qu'ait eu l'Angleterre, quand il écrivait, au XVIIe siècle :

« Le remède, qui remplira le mieux l'indication de fortifier les digestions, sera le meilleur dans les maladies chroniques et l'on pourra avec un tel remède faire des choses auxquelles on ne s'attendait pas. »

Les bains pris à la mer, les bains de mer chauds ou administrés à une température progressivement abaissée, les bains mitigés, les douches, l'eau de mer prise en boisson : telles sont les différentes formes sous lesquelles on peut employer l'eau de mer. Véritable eau minérale, la plus minéralisée des eaux chlorurées sodiques, elle est très-répandue dans la nature, puisqu'elle couvre environ les trois quarts de notre globe, trop répandue peut-être, ce qui semble expliquer cette sorte de discrédit attaché à son emploi sérieux.

A ces différents moyens thérapeutiques il faut ajouter la respiration de l'air marin qui, le plus souvent, est un véritable bienfait pour le plus grand nombre des malades qui viennent séjourner au bord de la mer ; ils y respirent un air d'une extrême pureté et qui renferme plus d'oxygène. Cela tient à ce que, pendant le jour, les rayons solaires font dégager une partie des gaz que la mer tient en dissolution, et qui renferment beaucoup plus d'oxygène que l'atmosphère terrestre.

L'emploi des bains de mer, comme moyen thérapeutique, remonte à la plus haute antiquité ; très en faveur en Angleterre, et plus tard en Allemagne, leurs effets thérapeutiques ont été étudiés en France par les médecins qui en ont reconnu successivement la grande efficacité, pour le soulagement et la guérison de beaucoup de maladies ; aussi la médication marine a-t-elle pris, depuis quelques années, une grande importance, et nous voyons s'accroître de plus en plus le nombre des malades qui viennent demander à la mer et à son atmosphère le rétablissement de leur santé.

Les bains courts sont ceux qui doivent

être conseillés comme moyen thérapeutique sérieux. Leur durée doit être de une à deux minutes chez les enfants, d'une minute au plus chez ceux qui sont affaiblis; chez les adultes, ils doivent être prescrits d'une durée de trois minutes; passé ce terme, on perd une partie de l'efficacité du bain.

Les baigneurs de fantaisie, qui prennent des bains de quinze, vingt et trente minutes, se livrent à une partie de plaisir, et ne font pas de thérapeutique; aussi, encourent-ils seuls la responsabilité d'une pareille pratique; c'est presque toujours après des bains d'une aussi longue durée qu'on a à constater des accidents que les malades n'auraient pas à regretter, si le médecin avait été consulté.

L'heure à laquelle on doit prendre le bain dépend du temps qu'il fait, et de l'heure de la marée; le matin est préférable, parce que la digestion est faite; si cependant l'heure du bain ne permettait pas de rester à jeun, on prescrirait un léger repas, dès le matin, suivi d'un exercice modéré; et deux ou trois heures après, suivant l'activité de la digestion, le malade pourra aller au bain ; il s'y rendra toujours à pied, dans un état de chaleur modérée, afin d'éviter d'entrer dans l'eau le corps étant en sueur. On devra toujours plonger en même temps le corps et la tête. Cette immersion rapide est beaucoup moins désagréable que de rester exposé au contact de deux milieux si différents, l'air et l'eau ; on évite ainsi cette sensation convulsive qu'on ressent surtout au creux de l'estomac, et l'on n'éprouve pas de maux de tête.

Après le bain, on ne devra pas rester exposé au soleil pour se sécher; l'eau qui couvre le corps ne s'en sépare qu'aux dépens de la chaleur intérieure. Après s'être essuyé avec du linge sec, on s'habillera promptement, et on marchera assez longtemps pour constater que la réaction se fait bien.

La réaction, pour être efficace, doit être prompte, ce qu'on n'obtient que par une courte durée du bain. On sait que l'application du froid, qui n'a que peu de durée, a pour conséquence un développement de chaleur animale; il ne faut pas que le baigneur attende un second frisson, qui peut survenir quand le bain se prolonge trop; il ne faut pas même qu'il attende que la réaction se manifeste, quand elle tarde à venir au delà de quelques minutes; car alors elle ne se fait qu'à l'aide de moyens auxiliaires. On pourra avec beaucoup d'avantage faire suivre le bain d'une séance de gymnastique, qui, en donnant aux muscles la force nécessaire pour les opérations de la vie de relation, favorise en même temps l'accomplissement des fonctions de la vie organique. On pourra également se rendre au Skating Rink, pour se livrer à l'exercice du patinage, avec des patins à roulettes; cet exercice, qui fait en ce moment fureur en Angleterre, ne peut que favoriser la réaction, donner de la souplesse aux articulations et rendre plus vigoureux.

Une compagnie anglaise construit un Skating Rink dans l'établissement des bains de mer de Dieppe, il sera terminé pour le commencement de la saison prochaine.

Si, malgré ces précautions, la réaction se fait mal, le médecin devra conseiller d'interrompre les bains à la lame, et fera prendre, dans une baignoire, des bains dont il abaissera tous les jours la température, pour arriver à celle qui est voisine de la température de l'eau de la mer; puis, il essaiera de nouveau des bains à la lame. Cette pratique a l'avantage de préparer le malade à essayer de nouveau des bains de mer, et à tâter son mode réactionnel.

La composition minérale de l'eau de mer est presque la même partout : le chlorure de sodium forme les trois quarts, à peu près, du chiffre total des principes fixes qu'elle contient; elle n'est notablement différente que près de l'embouchure d'un fleuve qui, comme la Seine, par exemple, vient mélanger ses eaux à l'eau de la mer qu'elle dessale et refroidit.

Mais une considération bien autrement importante, et dont il faut tenir un grand compte, est celle du climat : un bain de mer à Dieppe et un bain de mer à Cannes ont une action bien différente, parce que le climat est différent; j'entrerai bientôt dans plus de développements sur ce sujet, et j'essaierai de démontrer que, de même que certains malades se trouvent bien de se rendre dans le Midi pour y séjourner et s'y améliorer, de même beaucoup de malades habitant le Midi auraient un grand avantage à venir dans le Nord, où ils trouveraient les meilleures conditions de soulagement et de guérison.

Il n'est pas rare de constater que des malades qui commencent à prendre des bains de mer en sont impressionnés d'une manière si désagréable, qu'il est prudent de les faire cesser, pour les remplacer par des bains mitigés, c'est-à-dire, mélangés d'un tiers ou de moitié d'eau douce. C'est au médecin à apprécier ce qu'il faut faire en pareil cas.

On rencontre également des malades, qui ne peuvent, au début de leur traitement, supporter des bains à la température de l'eau de la mer ; il est alors indiqué de leur faire prendre des bains de mer à une température modérée ; puis, de les soumettre à une gamme de températures progressivement décroissantes ; ordinairement, après huit ou dix jours, on voit les bains à la lame bien supportés.

La douche est l'emploi de l'eau froide ou chaude, tombant en colonne et venant frapper, avec une force variable, une partie quelconque du corps. L'emploi de la douche est basé sur l'excitation qu'elle manifeste à la peau, et qui retentit sur les organes intérieurs par influence dérivative. L'usage des douches est devenu considérable en hydrothérapie, et l'on en obtient généralement les meilleurs résultats.

La douche d'eau de mer est un moyen encore plus puissant que les bains ; sa durée doit être de une à deux minutes pour commencer, et de trois minutes au plus; parmi ses avantages, elle présente celui d'éviter l'interruption d'un traitement, quand le temps est mauvais ou que l'état de la mer ne permet pas de prendre des bains; les baigneurs en sont avertis par le drapeau administratif qui se trouve à l'entrée de l'établissement.

La piscine peut, également avec avantage, remplacer le bain en cas de mauvais temps; l'eau de mer, qu'elle contient, est fréquemment renouvelée. L'impression de la douche est presque toujours désagréable au début; après quelques jours, elle est le plus souvent agréable; c'est au point que les malades demandent au médecin s'ils ne peuvent pas prendre deux douches par jour; à cet égard, on devra tenir compte de la manière dont la douche est supportée, de la facilité de la réaction, de l'âge du malade, de la maladie qu'il présente.

L'usage et les convenances forcent les baigneurs à revêtir un costume de bain; il doit être fait d'un tissu léger, qui puisse être en contact constant avec la peau, sans se coller sur elle. Le bonnet de toile cirée est préférable au filet qui retient seulement les cheveux et ne peut les empêcher d'être mouillés pendant la durée du bain.

L'eau de mer prise à l'intérieur est le complément de la médication marine; les Anglais en font un grand usage, soit à dose altérante, soit à dose purgative; elle est un excellent stimulant des fonctions digestives. M. Dutroulau, ancien inspecteur des bains de Dieppe, en était très-partisan; il croyait avec raison à l'avantage de l'introduction dans le sang, par les voies digestives, d'une certaine quantité de sel marin contenue dans l'eau de mer; on doit faire filtrer au papier celle qu'on destine à être prise en boisson. Il y a quelques années, quand je commençais à prescrire cette médication, je la faisais prendre additionnée d'eau de table un peu gazeuse; aujourd'hui je la conseille le plus souvent pure, prise plusieurs fois par jour, à petites doses qui sont généralement bien supportées par les malades.

Dans les cas de constipation, l'eau de mer prise à l'intérieur, à doses modérées, réussit très-bien à faciliter la fonction intestinale. L'été dernier, je l'ai encore employée et toujours avec avantage, entre autres chez une jeune dame américaine qui avait une constipation considérable et pas d'appétit. C'est dans ces conditions que, sans direction, elle prenait des bains qui ne lui faisaient aucun bien. La suppression d'une cause alimentaire qui entravait ses digestions, et l'usage d'eau de mer en boisson ont rapidement relevé son appétit, rétabli les fonctions de l'intestin, et, après quelques semaines, elle a quitté Dieppe magnifique de santé.

DE LA DYSPEPSIE

> « Un homme sage qui estime sa santé ce qu'elle vaut, doit s'attacher à connaître les moyens de prévenir les maladies. »
>
> (HIPPOCRATE. *Du Régime salubre.*)

Parmi les malades qui viennent demander à la mer et à son atmosphère l'amélioration de leur santé, ceux qui sont atteints de dyspepsie sont de beaucoup les plus nombreux. Cette fréquence s'explique par la multiplicité des causes qui peuvent donner lieu à la manifestation de cette maladie qui, bien connue des anciens médecins, moins bien comprise par les modernes, précède le plus souvent les autres maladies.

Je définirai la dyspepsie un dérangement plus ou moins apparent des fonctions digestives, quelle qu'en soit la cause, d'où résulte une altération variable du sang qui entraîne à sa suite diverses lésions fonctionnelles ou organiques.

Mon intention n'est pas de faire un exposé complet de la dyspepsie; cette maladie a été le sujet d'une œuvre magistrale du docteur Beau [1], qui a démontré qu'elle ne constituait pas un état organopathique local et circonscrit, mais bien un état plus ou moins complexe des fonctions digestives, à symptômes très-nombreux, très-divers, et ayant une très-grande influence sur la production d'un très-grand nombre de maladies. L'œuvre de Beau n'a pas seulement élucidé l'une des questions les plus vastes de la médecine, elle a ouvert à la thérapeutique des horizons aussi étendus que nouveaux; cependant, à propos de cette maladie, j'entrerai dans

[1] *Traité de la Dyspepsie.*

quelques développements sur les causes qui peuvent la produire, causes dont on ne connaît pas assez l'influence fâcheuse, et j'insisterai sur la part qu'elles ont, quand elles sont méconnues, pour entretenir et éterniser beaucoup d'autres maladies.

Toute cause qui aura dérangé les conditions de l'acte digestif pourra être une cause de dyspepsie ; mais si cette cause, n'ayant d'abord produit qu'un simple trouble de la digestion, vient à persister, car bien souvent elle est méconnue et quelquefois pendant longtemps, la dyspepsie présentera alors un caractère plus accusé. Enfin si, comme nous n'avons que trop d'occasions de le constater, le dérangement des fonctions digestives, pendant sa durée, n'a pas été modifié par l'emploi d'un moyen ou plutôt d'un ensemble de moyens qui seront différents suivant les cas, les symptômes variables ou permanents de la dyspepsie viendront nous révéler que les produits utiles de la digestion, servant à entretenir le sang dans un état de composition normal, sont modifiés, soit dans leur qualité, soit dans leur quantité ; alors apparaîtra la diminution des globules sanguins, auxquels les physiologistes reconnaissent, comme destination spéciale, d'apporter et de faire cheminer, dans la profondeur de nos tissus, l'oxygène dont l'intervention est indispensable pour produire ces combustions lentes qui caractérisent la nutrition proprement dite. C'est de cette manière que se produira l'anémie globulaire, dont les deux grands caractères sont la pâleur et la laxité, et auxquels on peut ajouter comme symptômes accessoires la maigreur, la faiblesse et la névropathie.

Ces considérations, si l'on veut bien leur reconnaître un caractère de vraisemblance, auront eu peut-être leur utilité, si on les médite quelque peu ; car, si l'on arrive à ne pas séparer la diminution ou l'absence des produits alimentaires absorbables du trouble, de la faiblesse ou de l'absence de l'acte digestif, on sera conduit, sans aucun effort de l'esprit, à attribuer à la dyspepsie une signification plus large, et à interpréter, d'une manière plus rationnelle, beaucoup de ses symptômes dont quelques-uns ont servi à faire certaines espèces distinctes en pathologie. En les créant, au lieu de porter la lumière et l'exactitude dans la connaissance des maladies, on a, au contraire, produit l'obscurité, la confusion et l'encombrement dans le cadre nosologique; par tradition, on s'est trouvé trop facilement entraîné vers les unités pathologiques; le progrès consisterait actuellement à faire disparaître ce que l'on a considéré comme des espèces distinctes, et qui ne sont que des prédominances intimement liées à la dyspepsie.

Ainsi, la gastralgie est de ce nombre. Chomel, Beau la considéraient comme une prédominance douloureuse de la dyspepsie, et c'est l'opinion de bien d'autres. Elle se manifeste le plus souvent pendant le travail de la digestion, ou quelquefois avant les repas, quand, par suite du trop long espace qui les sépare, l'estomac est resté trop longtemps vis-à-vis de lui-même sans recevoir d'aliment. On l'observe fréquemment chez les nourrices qui ne sont pas bien nourries; chez elles le sang ayant subi une notable et rapide spoliation par le fait d'une sécrétion considérable de lait, sa réparation est insuffisante, parce que l'alimentation est elle-même insuffisante; une nourrice qui n'a pas d'appétit, ou qui est mal nourrie, est une mauvaise nourrice.

La dyspepsie intestinale est une autre prédominance de la maladie; elle est caractérisée par des diarrhées successives, intermittentes, qui, quelquefois, succèdent à une constipation antérieure; on les traite souvent avec avantage par un vomitif ou un purgatif, et non avec du sous-nitrate de bismuth.

On a fait avec beaucoup trop d'imagination la description de cette prédominance, en la comprenant comme une maladie à part; la dyspepsie est l'altération des fonctions digestives, c'est le tube digestif (estomac et intestin) qui en est le siége; la dyspepsie intestinale, comme espèce pathologique distincte, n'a donc pas sa raison d'être.

La goutte n'est pas, comme on l'a pensé longtemps, une unité, une individualité pathologique naissant spontanément et se promenant dans l'organisme; la goutte acquise a son point de départ dans un état défectueux des fonctions digestives, qui, produit le plus souvent par des causes alimentaires, se continue et devient une maladie de la nutrition; elle se traduit par la formation d'une quantité d'acide urique plus considérable que l'économie n'en peut éliminer; de là ces dépôts d'urates qui se fixent dans les muscles, dans les articulations, dans certains viscères, et qui s'accompagnent ordinairement de vives douleurs. Cette maladie se présente sous la forme de manifestations intermittentes appelées *attaques*, et qui sont le plus souvent déterminées par un excès, n'importe lequel, par une cause morale quelconque, ou par un état différent de l'atmosphère survenu subitement, et dont l'influence se fait sentir presque toujours sans que les malades en aient conscience.

Je parlerai de nouveau des goutteux dans le cours de cette publication, et je dirai ce que l'on doit penser de la médication marine à leur égard.

De même que la goutte, la glycosurie est, comme point de départ, un embranchement de la dyspepsie, et devient également une maladie de la nutrition; elle peut guérir quand, pour son traitement, le médecin a compris qu'il faut s'adresser à l'estomac. Le diabète doit être considéré comme un état beaucoup plus avancé de la maladie sucrée, et son pronostic est des plus sérieux.

En parlant ici de la goutte et de la glycosurie, j'ai voulu uniquement faire comprendre combien elles sont pathogéniquement liées à la dyspepsie.

La dyspepsie peut être produite par une foule de causes dont généralement on ne connaît pas assez l'influence fâcheuse; les énumérer toutes n'est pas possible, et d'ailleurs il n'existe pas d'uniformité dans leur action ; j'indiquerai seulement celles qui me paraissent les plus fréquentes, les plus ignorées, et dont le signalement est le plus utile à faire connaître.

Les causes alimentaires déterminent fréquemment la dyspepsie ; parmi les nombreux aliments dont l'homme fait usage, il y en a qui concourent à faire de bonnes digestions, et d'autres qui, acceptés par l'estomac d'une manière plus ou moins défectueuse, concourent pour leur part à entretenir et éterniser un grand nombre de dyspepsies. Par digestion, il ne faut pas entendre seulement le passage des aliments à travers l'estomac, mais toutes les conséquences de cette première opération.

La distinction à faire entre les aliments utiles et ceux qui peuvent être nuisibles doit être l'objet d'une grande attention, aussi bien de la part de ceux qui ont des digestions qui laissent à désirer, que du médecin qui doit avoir constamment en vue la bonne qualité du liquide sanguin, agent indispensable de la bonne santé ; de même que le fonctionnement anormal des fonctions digestives est le point de départ d'un grand nombre de maladies.

L'usage habituel du thé cause très-fréquemment la dyspepsie ; il produit souvent l'insomnie, l'agitation pendant la nuit, la diminution, puis l'abolition de l'appétit.

Haller rapporte que l'habitude de prendre du thé, pour faciliter son travail de nuit, pendant qu'il composait, à Berne, son *Traité de Physiologie*, avait tant affaibli l'action digestive de son estomac, qu'il n'avait pas recouvré les fonctions de cet organe à quarante ans.

Voltaire fut dyspeptique pendant un an pour avoir abusé de cette boisson.

Il y a quelques années, j'ai donné des soins à un jeune homme qui a épousé une Anglaise par inclination ; dans l'intention de plaire à cette personne, quand elle n'était encore que sa fiancée, il s'était mis à vivre à l'anglaise, et prenait chaque jour plusieurs tasses de thé très-fort. Il présenta bientôt une diminution, puis une suppression complète de l'appétit; il fut pris d'insomnie, d'agitation pendant la nuit, symptômes auxquels s'ajoutèrent des bizarreries dans le caractère et une maigreur considérable. Le traitement était tout indiqué. La suppression du thé d'une manière absolue et quelques soins suffirent pour faire revenir ce malade à la santé qui, depuis, s'est maintenue très-bonne.

L'usage du café, très-répandu en France, est une cause très-fréquente de dyspepsie; je ne veux pas dire par là que tous ceux qui prennent du café soient dyspeptiques, mais ceux qui abusent de cette boisson sont généralement de tristes mangeurs. On s'en assure en recherchant chez eux le plus ou moins mauvais état des fonctions digestives, et les signes d'anémie globulaire qui en est la conséquence.

L'infusion de café étant une boisson très-agréable, l'on est très-disposé à en faire usage passagèrement, et souvent une habitude. Une tasse de café, le jour qu'on la prend, produit ordinairement une excitation générale très-agréable, et qui dispose on ne peut mieux la fonction cérébrale; mais, le lendemain, le plus souvent le surlendemain, il n'est pas rare de voir succéder une disposition d'esprit toute autre, une certaine paresse de l'intelligence et une tristesse portée quelquefois à un point tel qu'on croit tout perdu. Tous ces inconvénients ne sont que passagers, l'abstention les fait promptement disparaître.

Depuis que les effets du café ont attiré mon attention, j'ai constaté que d'autres inconvénients étaient inhérents à l'usage et surtout à l'abus de cette boisson.

La constipation, des douleurs le plus habituellement générales, celles de la migraine, qui font à ceux qui en sont atteints une existence si désagréable, si tourmentée, se rencontrent le plus souvent chez les buveurs de café.

Un autre symptôme peu connu, je crois, est une douleur dans l'épaule gauche, rarement dans les deux, qui apparaît quelques heures après l'ingestion de cette boisson, chez ceux pour qui elle est un obstacle à une bonne digestion.

M. le docteur Donné l'a signalé le premier dans son volume qui a pour titre : *Hygiène des gens du monde*. J'ai observé quelquefois ce symptôme ; chez ceux qui le présentaient, la douleur a toujours disparu avec la suppression de la cause.

Je connais une dame, âgée de plus de cinquante ans, qui a été toute sa vie dyspeptique. Il y a vingt-cinq ans environ, sa dyspepsie fut aggravée par le fait d'une cause utérine. Elle présenta à cette époque tous les symptômes de la maladie de matrice connue sous le nom de fongosités utérines, caractérisée par des pertes fréquentes de sang ou d'eau rousse plus ou moins abondantes, et qui, à un certain âge, ont quelquefois fait croire à un cancer de l'organe, qui n'existait pas. Les troubles du côté des voies digestives s'exaspérant par l'influence que je présumais utérine, j'engageai cette dame à aller consulter Nélaton qui vérifia l'exactitude de mon diagnostic et qui, après plusieurs séances de l'emploi de la curette de Récamier, obtint la guérison. Les pertes cessèrent, puisque les fongosités n'existaient plus, mais la dyspepsie antérieure persista, entretenue par l'usage quotidien de café toujours pris très-fort, qui était cause de digestions les plus imparfaites et de migraines très-douloureuses se répétant au moins deux fois par semaine. J'ai souvent cherché à faire comprendre à cette dame que le café était la cause de cette espèce d'abonnement aux migraines, je n'ai jamais pu y parvenir; elle répondait à mes conseils en me disant que c'était pour elles qu'elle prenait du café. Ses souffrances, je le répète, durent à ma connaissance depuis plus de vingt-cinq ans :

le café ne les faisait donc pas passer. Cette malade n'a jamais pu se séparer de sa fâcheuse habitude, aussi sa santé a-t-elle laissé considérablement à désirer.

Le médecin, qui voudra entreprendre la guérison de la migraine chez des malades qui n'en sont pas affectés depuis trop longtemps, devra s'attendre, au début du traitement, à des difficultés dont il doit être prévenu. Quelques jours après la cessation de l'usage du café, il verra le malade subir pendant deux, trois ou quatre jours la répétition de migraines formidables qui le jetteront dans une sorte d'abattement jusqu'alors inconnu. Cet abattement contrastera notablement avec l'état d'excitation antérieur et lui causera le plus souvent une certaine inquiétude; c'est à cette époque du traitement que le médecin devra recommander la persévérance dans l'abstention du café, car il est probable qu'après trois ou quatre migraines successives, le malade n'en aura plus. C'est alors qu'on devra immédiatement instituer le traitement de la dyspepsie, vomitif s'il est indiqué, exonération de l'intestin, bains simples ou minéraux, usage d'une eau minérale, le plus souvent à minéralisation faible, l'exercice à pied, le changement d'air; le séjour au bord de la mer pourra être d'une grande utilité.

Le chocolat est un mauvais aliment, insuffisant comme nourriture, très-difficile à digérer. Très-peu de personnes le digèrent d'une manière passable; il devrait être banni de l'alimentation, surtout de celle des enfants qui, destinés à devenir des hommes, ont besoin d'une nourriture suffisamment réparatrice et, plus tard, fortifiante pour seconder utilement les conditions de développement auquel ils seront appelés.

J'ai souvent entendu dire aux personnes qui en font usage, que la meilleure preuve que le chocolat les nourrit, c'est que, constituant à lui seul le repas du matin, elles peuvent attendre patiemment l'heure du dîner, n'éprouvant aucun besoin de manger dans l'intervalle. Cette interprétation est des plus erronées; presque tous ceux qui font habituellement usage de chocolat ont des digestions qui laissent beaucoup à désirer; ils ont peu ou pas d'appétit pour les autres repas de la journée, parce que le passage de cet aliment à travers les voies digestives étant le plus souvent très-difficile et d'une très-longue durée, à sa digestion incomplétement faite vient s'ajouter la digestion imparfaite des aliments qui composent les autres repas; il en résulte une superposition de digestions imparfaites qui, se répétant tous les jours, vient nécessairement mettre obstacle à la réparation du sang.

On pourra me citer la nation espagnole qui depuis des siècles fait un usage constant du chocolat, sans trop d'inconvénients apparents : pour expliquer ce semblant d'immunité, on pourrait invoquer la transmission des aptitudes individuelles par voie d'hérédité.

On peut affirmer qu'à très-peu d'exceptions près, ceux qui fument habituellement mangent peu et digèrent mal; le tabac à fumer est donc une cause de dyspepsie. Mais quand l'habitude devient un abus, il peut favoriser et déterminer la manifestation de quelques maladies graves dont l'indication me paraît utile à faire connaître.

Quand le tabac à fumer n'a causé qu'une simple dyspepsie, la suppression de la cause en amène facilement la guérison; mais, lorsque l'abus a déjà porté son action toxique sur les centres nerveux, sur le cœur ou sur d'autres organes, il est souvent indiqué d'ajouter à la suppression du tabac à fumer l'emploi d'autres moyens thérapeutiques qui sont uniquement de la compétence du médecin.

Il n'est pas rare de rencontrer des troubles de la vue chez ceux qui abusent du tabac à fumer. M. le docteur Sichel a cité depuis longtemps des cas nombreux d'amauroses qu'il a rencontrés dans sa pratique, évidemment dus aux effets toxiques du tabac.

M. le docteur Titon, médecin distingué de Châlons-sur-Marne, a fait connaître des cas remarquables de surdité causés par l'abus du cigare et du tabac à priser.

Moi-même j'ai observé quelques cas causés par l'influence fâcheuse du tabac sur les organes des sens; presque toujours j'ai pu constater une rapide amélioration comme conséquence de la diminution, puis de la suppression de l'habitude de fumer.

Le 9 juin 1862, Beau fit à l'Académie des sciences une communication dans laquelle il démontra, à l'aide de plusieurs observations, que le tabac à fumer peut donner lieu à l'angine de poitrine.

Au mois de septembre 1863, il publia, dans l'*Union médicale*[1], une note dans laquelle il cite l'observation d'un sergent de ville affecté d'angine de poitrine, et qui fut guéri de cette redoutable maladie aussitôt qu'il eut renoncé à l'habitude de priser.

[1] *Union médicale*, 5 septembre 1863.

Depuis, j'ai appris par Beau, quelques mois avant sa mort, qu'il avait observé au moins vingt cas d'angine de poitrine causés par l'abus du tabac à fumer; pour ma part, j'en ai rencontré dix environ. Tous les malades qui se sont sévèrement imposé de renoncer à fumer ont guéri.

Chez tous ceux que j'ai observés, l'attaque a été de courte durée; elle était caractérisée par une angoisse extrême à la région précordiale, avec irradiation d'une douleur dans l'épaule gauche, et une telle anxiété que les malades se croyaient sous le coup de mort imminente.

La terminaison de cette maladie n'est pas nécessairement funeste; l'angine de poitrine guérit le plus souvent, si le malade se hâte de renoncer à fumer et s'il évite de se trouver au milieu d'une atmosphère de fumée de tabac.

A l'appui de la fréquence de la guérison de cette maladie, je suis autorisé à citer le cas de M. L..., architecte de la ville à

Dieppe, qui, dans la nuit de Noël 1873, à la suite d'une soirée passée dans une atmosphère de fumée de tabac, où il avait beaucoup fumé, fut pris d'une attaque d'angine de poitrine avec ses caractères les mieux accusés. Agé de cinquante et un ans, il était depuis plusieurs années dyspeptique par abus de tabac ; il avait l'habitude de fumer de trente à quarante cigarettes par jour. M. L... s'était quelquefois plaint de palpitations qui, pour moi, étaient autant de menaces de la maladie; je l'avais averti; mais, comme cela arrive trop fréquemment, la tyrannie de l'hatude avait le dessus, le médecin n'était pas écouté. L'attaque dissipée, je pus faire comprendre au malade le danger qu'il avait couru, et je lui déclarai qu'il ne dépendait que de lui qu'une autre attaque, qui pourrait être beaucoup plus grave encore, ne se manifestât pas. Cette fois, mes conseils furent d'autant mieux suivis que le souvenir de cette sensation de mort imminente, qu'éprouvent ceux qui sont atteints d'angine de poitrine, avait causé chez lui une profonde inquiétude.

Voici plus de deux ans que M. L... ne fume plus; ses fonctions digestives, préalablement détériorées, se sont considérablement améliorées, et aucun trouble fonctionnel du côté du cœur ne s'est manifesté depuis.

Ce fait bien digne de considération fera, je l'espère, comprendre à ceux pour qui l'habitude de fumer n'est pas incurable, la puissance de la suppression du tabac pour arrêter la marche d'une maladie aussi dangereuse que l'est l'angine de poitrine.

Je suis convaincu que bon nombre de cas de mort subite qu'on annonce si souvent dans les journaux, et qu'on attribue trop souvent et trop facilement à la rupture d'un anévrisme, maladie relativement rare et dont, le plus souvent, on ne s'est pas donné la peine de vérifier l'existence par l'autopsie, sont dus à la terminaison fâcheuse de l'angine de poitrine, ou à une embolie qui est la formation d'un caillot dans le cœur. Ces deux maladies sont causées, plus souvent qu'on ne le pense, par l'action toxique du tabac sur l'organe central de la circulation.

J'ai quelques raisons de penser que l'embarras gastrique bilieux, longtemps méconnu, surtout chez les personnes âgées, peut également causer la mort subite par embolie.

M. le docteur Gelineau a fait la relation d'un certain nombre de cas d'angine de poitrine observés à bord de la corvette *l'Embuscade* dont il était le médecin : « Tous ces malades, dit-il, fumaient avec cette sorte d'acharnement, de rage, qui pousse le matelot à accélérer par de larges bouffées la fin de sa pipe pour en allumer une autre. » Parmi ces fumeurs, il en cite un qui avait toujours la cigarette à la bouche, et c'était le plus jeune de ceux qui ont été frappés. A l'usage de la pipe, huit ou neuf marins de profession joignaient l'usage de la chique. On sait que ceux qui fument la cigarette en avalent ordinairement la fumée, c'est-à-dire, l'ingèrent dans les bronches; celle-ci agit sur la membrane muqueuse des voies respiratoires; il y a ainsi intoxication générale par imprégnation nicotique.

« L'intoxication par le tabac ou tabagisme, dit M. Peter [1], porte surtout ses effets malfaisants sur le système nerveux tout entier; elle produit entre autres le tremblement comme le fait l'alcoolisme; dans cet état d'irritabilité artificielle, le plexus cardiaque en est devenu, comme les autres, morbidement impressionnable, de sorte que la plus mince occasion suffit alors pour le mettre en état de mal.

« Cette dégradation tabagique, je l'ai vue produire la sénilité prématurée à l'égal de l'alcoolisme, et par la sénilité, les lésions de cet état, l'athérôme aortique, l'insuffisance des valvules sigmoïdes, les douleurs retrosternales de la névrite du plexus cardiaque, et finalement la mort rapide. »

« Dans la plupart des cas, ajoute encore

[1] *Clinique médicale.*

M. Peter, au tabagisme s'associe l'alcoolisme, le caféisme et le théisme ; et les fous qui malmènent ainsi leur système nerveux, deviennent de véritables agités dont le système nerveux est constamment en état d'imminence morbide, et plus spécialement dans sa portion la plus habituellement excitée, qui sera pour les fumeurs le plexus cardiaque. »

M. Jolly, membre de l'Académie de médecine, cite dans sa monographie sur le tabac, un cas qui lui a été communiqué par son collègue M. Ségalas, et qui fait connaître un autre inconvénient possible de l'abus du tabac à fumer.

Il s'agit d'un jeune homme qui passait sa vie dans un cercle, où tout en respirant un air saturé de vapeur de tabac il consommait plus de vingt cigares dans les vingt-quatre heures du jour et de la nuit.

« Il n'en fallait pas tant, ajoute M. Jolly, pour porter atteinte à sa santé ; et bientôt en effet, il vit ses fonctions digestives s'altérer, sa mémoire et son intelligence s'affaiblir, toutes ses forces musculaires défaillir, au point de tomber dans une impuissance absolue. Il avait des projets de mariage, et justement préoccupé du cas d'empêchement qu'il n'avait pas prévu, il alla consulter notre judicieux confrère, qui sut facilement l'éclairer sur la véritable cause de tous les désordres survenus dans sa santé, et sur les moyens tout simples d'y remédier. Il se borna, en effet, à lui conseiller, pour tout traitement, d'occuper autrement ses loisirs, de changer ses habitudes de vie et de régime, de quitter le cigare et de fuir les milieux nicotisés. Ses conseils furent aussi docilement écoutés que fidèlement observés, et quelques semaines purent suffire pour rendre le malade à tous les attributs de la santé, à toutes les conditions d'aptitude au mariage. »

J'engage les fumeurs, qui ont souci de leur santé, à acheter, lire et méditer le petit volume de M. Jolly, ils y trouveront des avertissements salutaires et d'utiles conseils.

L'abus du tabac à fumer peut porter son action toxique sur les centres nerveux; bon nombre de ramollissements cérébraux, de maladies de la moelle épinière n'ont pas d'autre cause. J'ai souvenir de quelques médecins qui sont morts de ramollissement cérébral; ils fumaient énormément.

Je me rappelle avoir vu dans le service de Beau, à l'hôpital de la Charité, un jeune artiste peintre qui était complétement paraplégique, et qui présentait un tremblement des mains assez prononcé pour qu'il lui fût impossible de se livrer à sa profession; de là la misère qui l'avait conduit à l'hôpital; il avouait fumer littéralement du matin au soir, et souvent la nuit; son appétit était complétement nul. Beau saisit de suite la cause de la paralysie des membres inférieurs, il conseilla au malade de supprimer complétement l'usage du tabac. Cette suppression et des bains sulfureux suffirent pour voir revenir promptement l'appétit, bientôt des mouvements reparurent dans les membres inférieurs; après deux mois, le malade sortait de l'hôpital en ayant recouvré complétement l'usage de ses membres.

Des bains mitigés, puis des bains de mer chauds dont la température serait progressivement abaissée, réussiraient bien, je crois, chez les paraplégiques; les douches, comme complément de traitement, pourraient rendre les plus grands services.

J'ai quelquefois observé la paresse de la vessie, et des difficultés d'uriner chez des sujets qui fumaient habituellement; dans ces cas, la suppression du tabac a toujours ramené l'état fonctionnel normal.

Depuis trente-cinq ans, on a constaté dans les asiles d'aliénés d'hommes une augmentation considérable des cas de paralysie générale, qui est en rapport exact avec l'augmentation toujours croissante des revenus de l'Etat sur la vente des tabacs.

Cette augmentation figure aujourd'hui pour plus de 80 p. 100 dans le chiffre total des aliénés qui a toujours été progressif depuis 1842. Les statistiques prouvent qu'on comptait en France 15,000 aliénés en 1842; elles en indiquent 22,000 en 1852, 44,000 en 1862, et 96,000 en 1873.

Par contre, les produits de la vente des tabacs ont été :

En 1840, de	95	millions.
En 1845, de	111	—
En 1850, de	122	—
En 1855, de	153	—
En 1860, de	195	—
En 1865, de	237	—
En 1869, de	255	—
En 1873, de	291	—
En 1874, de	299	—
En 1875, de	305	—

Ces chiffres montreront surabondamment tout le mal que le tabac peut faire. Il paraît que depuis l'invasion prussienne, c'est surtout la consommation des campagnes qui est, par imitation, cause de l'augmentation croissante des revenus de l'État.

Ne doit-on pas craindre une déchéance progressive de la nation française par l'abus du tabac, et par celui d'une foule de boissons délétères, autant d'ennemis de la santé, qui ont transformé d'une manière si fâcheuse la vie sobre et saine des anciens temps.

Nos malheurs récents nous disent assez que nous avons plus que jamais besoin d'une race forte et vigoureuse, et que toute cause de dégénération doit être sévèrement appréciée, soigneusement évitée.

Il n'est pas rare de rencontrer des fumeurs qui consomment des quantités considérables de tabac et qui affirment que leur appétit n'en est nullement influencé, puisqu'aux heures des repas ils mangent comme tout le monde. Mais comment digèrent-ils ce qu'ils mangent ?

Je me suis souvent assuré que ces sortes d'immunités individuelles n'existaient véritablement pas, et qu'elles étaient plus apparentes que réelles. Le nombre des fumeurs réfractaires à l'action toxique du tabac est très-restreint, on rencontre partout les dyspeptiques par abus de tabac, et en nombre considérable.

La dyspepsie est souvent déterminée par des causes morales, et par des excès de tous genres. Une autre cause fréquente de la maladie est l'abus de médicaments pour lesquels certains malades dépensent beaucoup. Ils consultent souvent les médecins, mais ils écoutent tout le monde, surtout les personnes étrangères à la médecine.

Ces malades ne sont pas faciles à améliorer; mais quand ils se décident à renoncer aux préparations qui leur ont fait déjà beaucoup de mal, ils voient généralement une prompte amélioration dans leur état.

La chaleur est une cause remarquable de diminution de l'appétit. Celse, écrivain du siècle d'Auguste, a dit :

« *Calor concoctionem prohibet.* »

On sait que le but d'une migration vers une station d'hiver est d'éviter le froid; mais on a omis d'ajouter que le but d'une migration vers le Nord est d'éviter la chaleur, qui est une cause fréquente de maladies, et pour lesquelles le déplacement pour se rendre dans un climat tempéré est la meilleure médication.

Nous voyons, chaque année, des malades, qui habitent des pays où la chaleur est excessive pendant une grande partie de l'année, venir séjourner au bord de la mer, où ils trouvent une rapide amélioration de leurs maladies, et la guérison.

Les habitants du midi de la France tiennent surtout à rester dans leur pays ; ils se privent ainsi des avantages qui résulteraient pour eux du changement de séjour. Non-seulement ils sont exposés à une chaleur qui les torréfie, mais encore, pour moins en ressentir les effets, ils se font chez eux, dans leurs appartements, une obscurité qui les prive des avantages de la lumière.

Un de mes amis, juge d'un tribunal civil dans un chef-lieu de département du Midi, m'écrivait au mois d'octobre dernier :

« Je suis de votre avis ; un malade, fatigué d'un climat trop chaud, devrait essayer d'une température plus douce et moins irritante ; mais le Bigorre et la Gascogne qui croient posséder dans les Pyrénées un remède pour chaque mal, pour chaque tempérament, ne pourront que difficilement reconnaître que l'on peut guérir ailleurs que dans les eaux de lessive des Pyrénées. » Espérons que le conseil de ce magistrat sera écouté et suivi.

L'exposé, que je viens de faire des causes nombreuses de la dyspepsie, fera comprendre combien cette maladie est fréquente, et combien son rôle est important à connaître au double point de vue de la production et de la guérison des maladies les plus diverses.

La médication marine peut être considérée comme l'une des plus utiles dans le traitement de la dyspepsie. L'air marin produit le plus souvent, à lui seul, une amélioration immédiate, en relevant l'appétit, et en rétablissant les fonctions digestives ; l'emploi sérieux des bains de mer, des douches ne peut que favoriser cette amélioration, pour l'augmenter et produire la guérison. La cause, qui a amené la maladie et qui en entretient la durée, devra être recherchée avec soin, et supprimée aussitôt qu'elle aura pu être appréciée; l'alimentation devra être surveillée avec attention par le médecin, et souvent choisie par lui; il y a des circonstances du traitement dans lesquelles, comme le dit M. le professeur Béhier, le médecin doit devenir maître d'hôtel.

Le choix du vin, dont le dyspeptique devra faire usage, aura une très-grande importance, car le vin de bonne qualité, naturel, concourra à faire de bonnes digestions.

On ne saurait croire où en est arrivée l'industrie des boissons mélangées, toujours additionnées de qualités inférieures, et combien de dyspepsies elles produisent et produiront encore. Les provenances de propriétaires honnêtes, livrant à la consommation les purs produits de leurs récoltes, devront toujours être recherchées et préférées.

L'appréciation intelligente, éclairée, des bons aliments et des boissons de bonne qualité, est un sens supplémentaire qu'il ne faut pas dédaigner de posséder; il avertit le plus souvent de ce qui doit être utile aux digestions, et par conséquent à la santé.

L'eau que l'on boit aux repas a une très-grande importance pour les digestions; elle n'est généralement pas bonne au bord de la mer, mais à Dieppe elle est d'une excellente qualité.

Vers l'an 1530, la ville de Dieppe n'avait à sa disposition, pour son alimentation, que de l'eau d'une qualité inférieure, provenant de différents puits dans lesquels se trouvaient de l'eau de mer et de l'eau de la rivière d'Arques mélangées. Ce mélange variait continuellement; il était soumis aux mouvements périodiques des marées. Les administrateurs de la ville, en raison de l'importance de la population, se préoccupèrent de remédier à une situation qui laissait tant à désirer; on se livra à des recherches pour trouver de l'eau bonne à boire, et l'on fit choix de la source dite *le Gouffre*, située à 6 kilomètres, à Saint-Aubin-sur-Scie, au pied du coteau d'Offranville. Des travaux considérables furent faits, à cette époque, pour amener l'eau de cette source dans la ville, et dernièrement des sommes très-importantes ont été votées pour autoriser de nouveaux travaux destinés à en augmenter la quantité. Du reste, à Dieppe, où l'air est d'une extrême pureté, la vie matérielle est très-bonne, la viande de très-bonne qualité, le poisson en abondance et d'une réputation bien connue, le pain y est bien fait. On vit vieux à Dieppe, on s'y porte généralement bien à la condition de se bien nourrir et de se bien vêtir ; la chaleur y est toujours supportable; en hiver, la température, comparée à celle de Paris, y est moins froide de deux degrés.

La plage de Dieppe ne présente de galets que dans une étendue peu considérable ; à peu de distance, qui n'est jamais franchie à cause de l'équilibre des harmonies de la mer, se trouve un sable résistant, qui constitue un fond solide, uniforme, dans toute la zone où l'on peut prendre son bain et qui assure aux baigneurs une sécurité complète.

Je n'y ai jamais observé d'épidémie, quoique chaque année, au printemps, on fasse, avec l'intention de nuire, courir régulièrement le bruit que la fièvre typhoïde, ou la variole, règne épidémiquement dans la ville. Les auteurs de ces assertions mensongères en sont pour leurs frais, ils n'influencent en rien la prospérité toujours croissante de la localité.

Je le répète : depuis douze ans, je n'ai jamais observé aucune épidémie à Dieppe.

Pour terminer ce que j'avais à dire sur la dyspepsie, j'ajoute qu'il faut savoir qu'on rencontre quelquefois des cas de dyspepsie, tellement profonde, tellement ancienne, que le médecin incline à penser que le malade est atteint d'une maladie organique de l'estomac. Il m'est arrivé quelquefois d'être embarrassé pour décider si j'avais affaire à une dyspepsie ou à un cancer de l'estomac : dans ces cas, la recherche de l'analgésie m'a été le plus souvent très-utile.

Les dyspeptiques sont analgésiques, c'est-à-dire qu'ils sont insensibles à la douleur résultant de la piqûre d'épingle; les cancéreux, au contraire, y sont très-sensibles; ils retirent vivement leur bras qui a été piqué pendant cette exploration. Dans le cas de dyspepsie, il faudra hardiment avoir recours à la médication marine, et en seconder l'emploi par une eau minérale. On recherchera de temps en temps la sensibilité à la piqûre d'épingle; si l'on constate que le malade, après avoir été profondément analgésique, l'est de moins en moins, ce sera la meilleure preuve que le traitement réussit, et que l'on peut espérer la guérison.

Il n'est pas rare d'être consulté par des malades qui viennent de faire une cure aux eaux minérales, pour savoir s'ils peuvent venir après prendre des bains de mer.

Si le traitement minéral a été suivi de

succès, les malades pourront venir près de la mer pour y respirer seulement l'air marin. Si, au contraire, la cure aux eaux minérales n'a pas produit l'amélioration qu'on en attendait, on pourra avec avantage recourir à la médication marine.

DE LA GLYCOSURIE

Les médecins qui ont écrit sur le diabète l'ont défini d'une manière différente.

On s'accorde à reconnaître que dans cette maladie, l'urine contient une quantité plus ou moins notable de sucre ; mais on ne paraît pas avoir compris les véritables conditions de la genèse de cette affection, de manière à se faire une idée exacte de sa nature et de son évolution.

Mialhe définit le diabète « une névropathie générale affectant tous les nerfs qui président aux sécrétions ; névropathie ayant pour résultat, d'une part, d'exagérer la production du sucre dans l'organisme, et, d'autre part, de modifier la composition des humeurs de l'économie animale. »

Que Mialhe me permette de lui dire, en souvenir de notre vieille amitié, que je ne puis partager son opinion à l'égard de cette définition. J'avoue ne pouvoir comprendre des sécrétions défectueuses autrement que par la cause première qui les fait défectueuses, c'est-à-dire par des digestions imparfaites. Les éléments des sécrétions sont faits aux dépens du sang, et le sang est créé et entretenu dans sa composition par la voie de la digestion.

J'ai la plus sincère considération pour les travaux si remarquables du savant académicien ; mais à l'endroit du diabète, il me paraît s'être laissé dominer par des considérations purement chimiques, desquelles il semble ne pouvoir se séparer. Pour être de son avis, il faudrait pouvoir admettre une cause, purement imaginaire, qui se produirait spontanément, en dehors du concours du sang, cheminerait dans l'organisme, et déterminerait directement une névrose diabétique. Rien de tout cela n'a été démontré, et j'ajoute que ce n'est pas ainsi que les choses se passent.

Le dérangement des fonctions digestives commence tout ; on s'en assure, en constatant des symptômes qui sont les mêmes, aussi bien dans la glycosurie que dans la dyspepsie.

Je ne puis davantage admettre, comme exacte, la définition de l'illustre physiologiste, M. Claude Bernard, quand il considère le diabète comme « une affection essentiellement nerveuse, limitée au pneumogastrique. » Pourquoi cette délimitation? pourquoi cette attribution directe au pneumogastrique ? elle n'est pas plus démontrée que les sécrétions devenant spontanément défectueuses. La clinique ne confirme pas ces suppositions.

Mais, ce que la clinique nous enseigne, c'est que, dans la maladie généralement appelée diabète, l'on doit voir deux maladies : l'une, la glycosurie, qui guérit plus souvent qu'on ne le pense, quand les malades présentent seulement les symptômes primitifs ou secondaires de la dyspepsie ; qu'ils ne font que de 15 à 80 grammes de sucre par litre d'urine, et que, n'ayant pas été méconnue, elle a pu être traitée par des soins éclairés ; l'autre, à laquelle on doit réserver le nom de diabète, est souvent la conséquence d'une glycosurie méconnue, entretenue par la persistance des causes qui l'ont produite, ou soignée d'une manière insuffisante. Dans cette dernière forme de la maladie sucrée, les malades font des quantités très-considérables de sucre, et sont tourmentés par une soif ardente ; il existe chez eux une grande dépression des forces musculaires, une diminution de la vie intellectuelle, et des lésions anatomiques du côté de certains organes qui amènent un dépérissement général.

Les glycosuriques peuvent devenir diabétiques, comme les tuberculeux peuvent devenir phthisiques.

Ces considérations me conduisent à dire que la définition de M. le professeur Bouchardat, que je trouve dans le volume[1] si bien fait, si instructif, qu'il a récemment publié, laisse également à désirer. M. Bouchardat sait mieux que personne, que chez les glycosuriques on ne trouve pas seulement du sucre dans l'urine, mais un peu partout. De plus, l'auteur considère la dyspepsie comme pouvant être la conséquence de la glycosurie ; elle en est, au contraire, le point de départ.

La glycosurie s'observe à tous les âges ; la terminaison fatale de la maladie est d'autant plus à redouter que le sujet est plus jeune. Il y a quelques années, j'ai donné, en Normandie, des soins à un jeune homme, arrivé à l'âge de la puberté, et glycosurique par hérédité : il a succombé.

[1] *De la Glycosurie, ou Diabète sucré.*

Chez la femme, c'est surtout après l'âge de la ménopause que la glycosurie se manifeste ; les quelques femmes que j'ai eu à soigner, avaient de quarante-cinq à cinquante ans.

Quand on observe un malade atteint de glycosurie, on constate qu'il présente des symptômes que l'on rencontre également dans la dyspepsie.

Le premier symptôme apparent est la soif; mais celle-ci est toujours précédée par un sentiment de faiblesse que les malades éprouvent, et qui a duré, antérieurement, plus ou moins longtemps ; la faiblesse est le symptôme véritablement initial de la maladie. On le rencontre très-souvent dans la dyspepsie; il résulte de la diminution de l'élément globulaire du sang, et c'est par lui que la dyspepsie commence à exprimer son retentissement sur toute l'économie. C'est à cause de ce symptôme, le premier de tous, que les glycosuriques se plaignent d'être fatigués pour le moindre mouvement.

La soif est également un symptôme qu'on observe dans la dyspepsie.

La polyurie, ou émission fréquente d'urine, est un symptôme qui ne manque jamais chez les glycosuriques ; elle est souvent un véritable tourment pour eux, car elle existe aussi bien la nuit que le jour, et elle empêche le sommeil.

Il n'est pas rare de rencontrer le symptôme polyurie dans la dyspepsie ; mais l'urine des malades simplement polyuriques ne contient pas de sucre ; je les engage cependant à faire soigner leur dyspepsie ayant pour symptôme l'émission fréquente d'urine, car il peut arriver qu'il n'y ait qu'un pas à franchir pour arriver à la glycosurie.

L'appétit laisse bien à désirer chez les glycosuriques ; il est généralement peu développé, bizarre, souvent nul. Il est, au contraire, vorace chez les diabétiques, qui mangent énormément et maigrissent. Cette perversion de la nutrition a été désignée sous le nom de *boulimie*.

Rien n'est plus fréquent que de rencontrer, dans la dyspepsie, la diminution ou l'absence de l'appétit.

La constipation est fréquente dans la glycosurie, de même que dans la dyspepsie ; si l'on s'aperçoit que la diarrhée lui succède, et qu'elle a une certaine durée, on s'empressera de rechercher avec soin, du côté des poumons, s'il n'existe pas quelques points tuberculeux qui pourraient être le signal d'une tuberculisation pulmonaire commençante.

La peau est plus ou moins sèche chez les malades atteints de glycosurie; ils transpirent peu ou pas; ils sont sujets à des éruptions diverses. Chez ceux qui présenteront des furoncles ou de l'eczéma, on devra toujours rechercher la présence du sucre dans l'urine.

Les démangeaisons de certains organes doivent être considérées comme un avertissement de l'existence probable de la maladie; dans ce cas, il ne faut pas compter voir disparaître ces complications par des moyens locaux; le traitement de la glycosurie est indispensable.

Il est une lésion toute locale, fort désagréable pour les malades, et qui souvent a fait croire au symptôme primitif d'une maladie d'une toute autre nature.

Je veux parler d'une inflammation qui a pour siége la partie antérieure du prépuce, accompagnée d'une série d'érosions d'aspect fendillé, pouvant produire le phimosis, et qui ont souvent fait croire à une origine suspecte. Il n'en est rien, ces lésions sont produites par le contact d'une urine sucrée; quelquefois elles durent quelques jours, et disparaissent pour se répéter; mais souvent leur durée est aussi tenace que celle de la maladie qui les a produites, et qui a été méconnue.

Mon ami, le docteur Passant, m'a récemment communiqué un cas fort intéressant de cette maladie. Il fut consulté par un malade qui présentait cette lésion préputiale, antérieurement considérée et traitée comme un symptôme primitif. Tous les moyens locaux et généraux, habituellement employés dans le traitement de la maladie spécifique, n'avaient donné aucun résultat. M. Passant pensa avec raison qu'il avait affaire à un cas de balanite diabétique; le traitement de la glycosurie, et des lotions alcalines employées localement eurent un succès complet.

J'ai eu occasion de traiter, près de la mer, deux cas de cette complication : entre autres chez un monsieur, dont l'urine ne contenait cependant pas beaucoup de sucre; mais les variations que subissait sa composition, par suite d'écarts de régime fréquents, produisaient souvent la répétition de la maladie locale; celle-ci cédait toujours et promptement à des lotions d'eau de mer.

Dans l'autre cas, les bains de mer ont considérablement amélioré l'état du glycosurique, et guéri la maladie locale.

Les troubles de la vue peuvent se produire dans la glycosurie; s'ils sont suivis de cataracte, les malades ne doivent pas se faire opérer, car il est à peu près certain que l'opération ne sera pas suivie de succès. Si l'on voulait en courir les chances, il serait utile de la faire précéder d'un traitement.

Dans la glycosurie, le sucre n'existe pas seulement dans l'urine, il y en a à peu près partout; on en a trouvé dans les muscles, ce qui explique l'apparition d'anthrax, la manifestation de la gangrène des membres inférieurs qu'on peut rencontrer dans cette maladie. On constate aussi la présence du sucre dans diverses sécrétions : celle de la salive contenant du sucre produit fréquemment l'ébranlement et l'altération des dents, surtout celle de la deuxième grosse molaire, ce qui est dû à ce que cette dent se trouve au niveau du point où est versé dans la bouche, par le conduit de sténon, le produit de la parotide, la plus grosse des glandes salivaires.

J'engage les dentistes à penser souvent à l'existence possible de la glycosurie chez les sujets qui viennent les consulter, se plaignant de l'ébranlement et de l'altération de leurs dents. Dans ces cas, le meilleur conseil à donner aux malades est de faire examiner si leur urine contient du sucre; le traitement serait alors urgent, si l'on veut enrayer la perte successive d'organes si utiles à de bonnes digestions.

Dernièrement, j'ai désiré savoir si la sécrétion fécondante, chez un homme faisant des quantités peu considérables de sucre, contient des animalcules; ou si, sous le microscope, on ne constate pas chez eux des mouvements affaiblis, qui indiqueraient qu'ils ne sont pas assez bien portants pour accomplir la fonction à laquelle ils sont destinés. J'ai fait demander à Paris des informations, à cet égard, à un chimiste des plus distingués qui a répondu qu'il ne connaissait rien sur ce sujet, et qu'il pouvait même affirmer que rien n'avait été fait. Des recherches sur cette question auraient un grand intérêt, car la vie des animalcules peut n'être pas possible dans un milieu sucré; on aurait alors l'explication de la stérilité, par le fait de l'homme, quand on est si généralement porté à l'attribuer uniquement à la femme.

L'érysipèle, chez un malade qui fait du sucre, est souvent de mauvaise nature, et par conséquent présente un caractère de gravité excessive.

La pneumonie, chez un glycosurique, présentera presque toujours une grande gravité; car elle se termine le plus souvent par la gangrène du poumon. Cependant, l'emploi de l'eau-de-vie, dans la forme adynamique qu'on rencontre le plus souvent dans cette maladie, médication que M. le professeur Béhier a le premier employée en France, et qu'il manie si bien, pourra rendre les plus grands services.

A ce propos, j'ai employé au mois de février de l'année dernière une potion de Todd, particulièrement composée pour un enfant de deux mois, auprès duquel je fus appelé, et qui, par suite d'une dyssenterie, était dans un état de prostration considérable ; il ne me paraissait pas avoir deux heures à vivre. Après hésitation, car la médication que je désirais employer était bien différente de l'alimentation d'un enfant de cet âge, je la fis prendre cependant, par petites cuillerées à café, et son emploi fut suivi d'un plein succès ; après quelques heures, le petit malade se relevait de son extrême faiblesse, le surlendemain il tétait énergiquement.

Il y a quelques années, j'ai employé la potion de Todd, également avec un plein succès chez une petite fille de deux ans, qui, par suite d'une maladie grave, que je n'avais pas été appelé à soigner, présentait un état adynamique des plus inquiétants.

Les maladies du foie sont considérées comme une complication fréquente de la glycosurie. Il serait plus exact de dire qu'elles la précèdent le plus souvent, car les fonctions du foie sont intimement liées à celles de l'estomac pour accomplir l'acte de la digestion ; et, d'après Schiff et Pavy, le sucre ne se formerait pas dans le foie à l'état normal.

On observe fréquemment les maladies du foie dans les pays chauds, et les médecins de ces contrées connaissent très-bien les avantages, pour leurs malades, de venir séjourner dans un climat tempéré.

Jose Manoel Villela écrivait du Brésil à Broussais, que les maladies du foie sont plus communes en ce pays que ne le sont en France celles du poumon. Elles sont fréquentes à Alger, à Oran, en Espagne, en Italie, probablement dans le midi de la France, c'est-à-dire, dans tous les pays où il fait très-chaud, et dans ceux où l'on vit trop bien. Je pense que les médecins des pays chauds, qui auront l'attention attirée sur la fréquence de la glycosurie comme compliquant les maladies du foie, rencontreront des cas plus nombreux de cette maladie antérieurement méconnue.

L'air pur et vif de la mer, des bains de mer chauds et ensuite froids; l'usage d'une eau minérale, pourront être très-utiles dans le traitement des maladies du foie.

Les maladies des reins sont au nombre des complications fréquentes de la glycosurie; il est rationnel de penser que le rein se fatigue de filtrer une très-grande quantité de liquide, et que le contact de l'urine contenant du sucre soit antipathique à la substance de cet organe. Si le malade n'a pas reçu des soins convenables tendant à diminuer, puis à faire cesser la quantité de sucre contenue dans son urine, la première altération est la congestion, à laquelle peuvent succéder d'autres lésions rénales, que le médecin s'efforcera d'éviter, car leur pronostic est des plus fâcheux. Leur diagnostic est très-difficile au début de la maladie; le rein est un organe très-profondément situé, inaccessible aux moyens d'investigation qui rendent tant de services, quand la palpation et la percussion sont faites sur d'autres organes. Le plus souvent, on ne pourra que deviner le début d'une affection des reins.

Ce qui se passe, au point de vue de la sémeiologie des urines, indique ordinairement un état avancé de la maladie.

Quand j'ai commencé à étudier la glycosurie, cette question présentait pour moi d'autant plus d'intérêt, que j'étais atteint de cette maladie. J'ai longtemps cherché à connaître quelle était véritablement la nature de cette affection, et j'ai été obligé de reconnaître que depuis vingt-cinq ans, son traitement avait été le plus souvent, presque exclusivement pharmaceutique.

Dans le but d'obtenir la guérison de la glycosurie, on a successivement imaginé et préconisé une foule de médicaments, sans le plus souvent tenir aucun compte de l'observation rigoureuse des faits. On a pensé que ces médicaments pouvaient guérir directement la maladie, à la manière d'une lettre qui, revêtue de son adresse, parvient à sa destination ; aussi, leur emploi a-t-il eu presque toujours le sort des recettes nouvelles ; après une existence éphémère, on y renonce; après quelques mois, personne n'y pense plus.

Dans les lectures nombreuses que j'ai faites, à propos de la glycosurie, j'ai trouvé un jour dans Arétée, médecin grec qui vivait à la fin du premier siècle avant Jésus-Christ, une assez bonne description du diabète pour l'époque, et, pour le traitement, un conseil que je n'ai jamais oublié.

Arétée l'a tracé en ces termes :

« On s'appliquera à détruire cette soif inextinguible, qu'aucune boisson ne peut apaiser, en remédiant à l'estomac où elle prend sa source. »

Depuis, j'ai mis à profit ce que m'avait appris l'étude de la dyspepsie, et j'ai été conduit à bien comprendre le point de départ, l'évolution, et le traitement de la glycosurie. Les eaux minérales constituent la médication la plus ordinairement employée chez les glycosuriques; mais le choix de celles qui doivent être conseillées n'est pas le même pour tous les malades. J'ai souvent observé que les eaux à forte minéralisation, prises en boisson, réussissent moins bien que celles qui sont d'une minéralisation faible; elles présentent souvent l'inconvénient de ne plus avoir, à la destination de leur transport, la même vertu qu'à la source. Les eaux d'une minéralisation faible sont préférables; elles ne sont généralement pas altérées par le transport, et elles agissent d'autant mieux qu'elles sont prises à doses modérées. Dans les maladies de la nutrition les fonctions digestives sont dans un état de délabrement très-notable; les eaux d'une faible minéralisation agissent plus sûrement pour les améliorer, parce qu'elles sont mieux supportées.

Ce n'est donc pas par une action imaginaire directe sur la glycosurie, que les eaux de Vichy, de Carlsbad, de Vals, de Capvern et d'autres, agiront favorablement sur la maladie; elles agiront surtout, si elles ont amélioré les fonctions digestives.

L'eau minérale, qui réussira le mieux, est celle qui, quelle que soit sa composition, quelle que soit sa réputation, relèvera plus promptement l'appétit des malades ; elle ne tardera pas à calmer la soif, et l'on verra en même temps la quantité de sucre contenue dans l'urine diminuer notablement.

On se rappellera que les chagrins, les entraînements de la vie moderne, les excès de tous genres, les nuits passées dans les cercles, les pertes d'argent, les soucis qui en résultent, déterminent fréquemment la glycosurie. Ces causes d'épuisement altèrent notablement la santé et préparent, avec le temps, la gravité de bien des maladies.

En 1869, j'ai donné, à Paris, des soins à un monsieur intéressé dans une charge d'agent de change, qui, par suite de pertes d'argent importantes, était devenu glycosurique ; son urine contenait environ 60 grammes de sucre. Le malade avait été tellement impressionné par la perte d'une partie de sa fortune, qu'en quelques jours ses cheveux étaient devenus tout blancs ; il avait complétement perdu l'appétit, et avait maigri. Je l'ai traité par des bains de valériane, quoiqu'ils réussissent mieux chez les femmes que chez les hommes; je lui ai conseillé beaucoup de distraction, un grand exercice à pied, et en même temps l'usage de l'eau d'Ems. L'emploi de ces moyens a réussi à relever son appétit, et a amené la guérison; après deux mois de traitement, l'urine du malade ne contenait plus de sucre.

Les eaux bi-carbonatées sodiques sont le plus souvent employées, avec avantages, dans le traitement de la glycosurie. Les recherches des physiologistes ont démontré que les solutions alcalines données à petites doses déterminent, sur la membrane muqueuse de l'estomac, la production d'une quantité considérable de suc gastrique acide. Mais ces eaux ne réussissent pas toujours : quelquefois, loin de relever l'appétit des malades, elles empêchent complétement leur peu de disposition à manger; dans ce cas, il faut avoir recours à l'emploi d'une autre eau minérale, et savoir que pour arriver à faire choix de celle qui doit convenir, il faudra souvent se livrer à quelques essais successifs.

L'alimentation, chez les glycosuriques, devra être surveillée avec la plus grande attention par le médecin ; rien de plus fréquent que de voir certains aliments convenablement digérés par certains malades, et ne pas l'être par d'autres. En thérapeutique, l'emploi d'un médicament qui ne réussit pas concourt, pour sa part, à entretenir la maladie ; il en est de même pour les aliments.

La prescription du pain de gluten peut être considérée comme la meilleure preuve que dans le traitement de la glycosurie, l'on a eu uniquement en vue la considération chimique, et l'on a le plus souvent oublié la considération digestive, qui était cependant la plus utile à n'être pas ignorée. Le pain de gluten peut diminuer, pour ainsi dire, mécaniquement la quantité de sucre contenue dans l'urine ; mais il empêche l'appétit de se relever ; il concourt à éterniser des digestions défectueuses, et alors le médecin n'obtient aucun résultat véritablement satisfaisant. Le pain, ce soutien continuateur de la vie, est le plus naturel, le plus utile, le meilleur des aliments, parce qu'il est indispensable pour obtenir de bonnes digestions. La croûte de pain, bien cuite, devra être conseillée aux glycosuriques; les analyses qui en ont été faites indiquent qu'elle contient plus d'azote que la mie.

Les malades pourront, avec beaucoup d'avantage, faire usage de pain préparé à l'eau de mer; il se tient frais pendant plusieurs jours, il relève souvent l'appétit et rend les garde-robes plus faciles.

Le choix du vin à prendre aux repas n'est pas indifférent : il devra toujours être d'une excellente qualité. Le vin de Bordeaux est généralement celui qui est le mieux supporté; cependant certains malades préfèrent le vin de Bourgogne, comme convenant mieux à leurs digestions. L'année dernière, j'ai donné des soins à une dame atteinte de glycosurie, qui ne voulait pas absolument entendre parler de vin de Bordeaux; elle buvait, à son ordinaire, du vin de Bourgogne; elle prenait quelquefois du vin de Champagne additionné d'eau, et je n'ai pas remarqué que son usage rendît, chez elle, l'émission de l'urine plus fréquente, ni que celle-ci contînt une plus grande quantité de sucre. Cette dame est venue habiter Dieppe, au mois de juin dernier. A son arrivée, son urine contenait 70 grammes de sucre par litre, et l'on n'en trouvait plus que 40, dix jours après. Son appétit a été promptement relevé par l'air marin, par l'usage de bière du Nord mélangée d'eau d'Alet, qui a rapidement diminué la soif. Des démangeaisons, d'abord intolérables, sont devenues supportables, puis ont disparu; le sommeil est revenu. Cette malade s'est tellement bien trouvée de son séjour au bord de la mer, qu'elle a passé tout son hiver à Dieppe.

Les glycosuriques ne devront jamais faire usage de bières anglaises; celles du Nord honnêtement faites, avec de l'orge et du houblon, devront être préférées; mais il est bien difficile de s'en procurer. Les brasseurs du département du Nord en ont un tel débit dans leurs localités, qu'ils se soucient peu d'en expédier. La bière, consciencieusement faite, a été inventée pour calmer la soif.

Les glycosuriques devront s'abstenir d'aliments féculents, qui presque toujours augmenteront la fréquence de l'émission de l'urine et la quantité de sucre qu'elle peut contenir; mais, quand une certaine amélioration aura été obtenue, on pourra en permettre l'usage modéré, à titre d'essai, comme variété d'alimentation, qui sera quelquefois utile pour maintenir l'appétit relevé : ce que souvent l'on n'obtient que par tâtonnements; aussi, faut-il bien comprendre qu'une liste, invariablement composée d'aliments permis et défendus, ne peut être applicable à tous les malades.

La nourriture, la plus fortifiante possible, devra être conseillée aux glycosuriques ; elle devra surtout se composer de viandes rôties ou grillées, et de poisson de mer.

Les fruits, beaucoup de légumes frais ne devront pas faire partie de leur alimentation habituelle.

Ceux qui, malgré des digestions mieux faites, présenteront une faiblesse persistante, pourront, avec avantage, prendre de temps en temps du café très-léger, sans sucre, et additionné d'une très-petite quantité de très-bonne eau-de-vie de Cognac, ou de bon rhum.

L'habitude de fumer est tout ce qu'il y a de plus contraire à l'amélioration de la maladie.

Les chirurgiens ont parfaitement compris l'importance de l'étude de la glycosurie; ils ont publié des observations de plaies qui n'en finissent pas de se fermer, d'ulcères dont la guérison se fait longtemps attendre, et qui a été obtenue quand on a pensé à instituer le traitement de la glycosurie.

En pareil cas, la médication marine est souveraine.

La médication marine est aujourd'hui très-employée dans le traitement de la glycosurie; elle présente des avantages que les malades ne rencontrent pas dans les stations thermales auxquelles ils sont envoyés, et où souvent une chaleur excessive se fait sentir pendant la saison des eaux. La chaleur est fréquemment la cause déterminante de la maladie, elle est très-nuisible aux glycosuriques en traitement, elle aggrave leur état en empêchant leur amélioration.

Le séjour au bord de la mer présente des avantages qu'on ne trouve nulle part ailleurs; l'air vif de la mer est à lui seul un élément considérable de prompte amélioration, que les malades avaient antérieurement demandée à différents traitements. Leur appétit reparaît, leurs digestions se font mieux, leurs souffrances s'amendent, le sommeil revient, la soif diminue sensiblement, l'émission de l'urine devient chez eux moins fréquente, et la proportion de sucre qu'elle contient diminue également. Si cette première amélioration est secondée par un traitement bien fait, ce qui est toujours possible au bord de la mer, si surtout les malades ont compris qu'on ne guérit pas de la glycosurie par l'ingestion d'un médicament, mais par un ensemble de moyens qu'on demandera à l'hygiène et à l'observation rigoureuse des choses qu'ils doivent faire et de celles qu'ils doivent éviter, les glycosuriques, pendant la durée de leur traitement, pourront s'attendre à des satisfactions successives et espérer leur guérison.

Leur séjour près de la mer devra être aussi prolongé que possible ; c'est par un très-long séjour qu'ils en profiteront réellement, en respirant, le plus souvent qu'ils pourront, l'air marin. Le sang des glycosuriques contenant moins de chlorure de sodium qu'à l'état normal, ils en absorberont par les voies respiratoires, par la peau et par l'estomac une certaine quantité qui est indispensable à la fonction de la digestion.

Les malades pourront venir habiter Dieppe

au mois de juin, et y prolonger leur séjour jusqu'en octobre, où souvent, dans le cours de ce mois, des journées rappellent celles du mois d'août; quelques précautions de vêtements sont seulement à prendre le matin et le soir. Pendant l'été, la chaleur y est toujours supportable.

L'idée d'une résidence d'automne, organisée dans cette ville d'une manière intelligente et confortable, serait la meilleure qu'on puisse réaliser pour les glycosuriques.

MALADIES DES FEMMES

Parmi les malades qui sont envoyés au bord de la mer on rencontre, chaque année, un certain nombre de jeunes filles qui sont atteintes de chlorose : maladie qui se manifeste à l'occasion des difficultés qui accompagnent la première menstruation.

Inerte, et comme sans vie, rudimentaire au point de vue de son développement, l'appareil génital de la femme ne joue, jusqu'à la puberté, qu'un rôle effacé et négatif; mais lorsque l'âge de la puberté survient pour réveiller l'utérus de son assoupissement et remuer cet état rudimentaire, alors l'appareil génital subit une transformation des plus remarquable, il est alors appelé à des actes considérables.

Très-rarement une jeune fille traverse l'époque de la première menstruation sans présenter, du côté de l'utérus, des symptômes qui annoncent les difficultés de cette nouvelle fonction. Des phénomènes sympathiques surviennent du côté des voies digestives, et alors se présente, pour le médecin, un état complexe. Il devra s'occuper aussi bien des souffrances utérines que des symptômes gastriques qui les accompagnent; le plus souvent, ces deux états se confondent pour exercer une influence fâcheuse sur sa santé.

Pendant l'été de 1871, j'ai donné des soins à une jeune fille qui présentait tout le cortége des symptômes dyspeptiques qu'on observe chez les jeunes filles, à l'occasion de la première menstruation.

Chlorotique depuis quelque temps, son père, qui l'accompagnait, ne pensait pour elle à aucune direction médicale; des semaines se passèrent ainsi, sans aucune amélioration pour la malade. Je fus consulté, et je ne tardai pas à m'assurer de l'existence de causes alimentaires qui entretenaient la dyspepsie concomitante. La suppression de ces causes fut conseillée, exactement suivie, et dès lors, la médication marine eut un plein succès.

Je cite ce cas qui me revient en mémoire, j'en pourrais faire connaître bien d'autres.

Les symptômes du côté des voies digestives qui accompagnent la chlorose, on les observe également chez les femmes atteintes de maladies de l'utérus.

J'attire l'attention sur ce fait; car, si l'on ne considère que l'utérus malade, par exemple, la guérison sera le plus souvent incomplète et se fera longtemps attendre.

Au mois d'octobre dernier, j'ai soigné une jeune dame atteinte d'une maladie de matrice, suite d'une fausse couche remontant à dix mois. Quand je commençai à donner des soins à cette malade, ce qui avait attiré de suite mon attention, ce fut une dyspepsie accompagnée d'une anémie globulaire très-accusée, et qui était cause d'un état de faiblesse considérable ayant déterminé plusieurs fois des évanouissements. Je ne tardai pas à penser qu'une cause utérine probable avait déterminé la maladie; je proposai un examen qui fut accepté, et je trouvai, sur le col ultérin, et dans son intérieur, une large ulcération un peu fongueuse, qui fut traitée en même temps que la dyspepsie. Je constatai bientôt, dans l'état de la malade, une certaine amélioration qui augmenta avec la durée du traitement, et au mois de janvier elle était complétement guérie. Cette jeune dame a continué à éviter toute cause de dyspepsie, elle a engraissé, et sa physionomie indique la santé la plus satisfaisante.

J'allais oublier de dire que, chez elle, les époques menstruelles étaient accompagnées de douleurs utérines, qui ont toujours cessé après l'administration de la sabine.

Il y a quinze ans que j'ai commencé à

avoir recours à cette médication ; la première fois que je l'ai employée, c'était chez une jeune dame, qui était au commencement d'une époque menstruelle. Appelé près d'elle, un matin, je la trouvai couchée à terre, dans sa chambre, et se tordant, à cause de l'intensité des douleurs qu'elle éprouvait; je lui administrai une pilule de sabine, et après vingt minutes, toute douleur avait cessé.

Depuis, j'ai eu souvent l'occasion d'employer ce médicament, dans les cas de règles douloureuses, et presque toujours avec succès.

Les maladies de matrice sont presque toujours modifiées très-avantageusement, et guéries par les bains de mer. Ceux-ci sont employés avec beaucoup de succès dans le traitement des hémorrhagies utérines; rien de plus fréquent que de voir avec quelle promptitude les premiers bains amènent une notable diminution dans la quantité de sang que les femmes perdent ; leur séjour près de la mer leur est très-profitable.

Il y a longtemps déjà j'ai donné, à Paris, des soins à une dame, qui était atteinte d'une tumeur fibreuse de l'utérus, dont le siége, d'après une consultation de Nélaton, n'était pas accessible à une opération chirurgicale. Cette tumeur donnait lieu à des pertes de sang fréquentes et souvent considérables. Cette malade fut envoyée à la mer ; ce séjour produisit chez elle une très-prompte amélioration. Des bains très-courts, pris deux fois par jour, diminuèrent considérablement les hémorrhagies.

De retour à Paris, cette dame continua à prendre des bains, toujours très-courts, faits avec la préparation saline de M. Moride, dans une baignoire placée dans son cabinet de toilette.

On est souvent consulté pour savoir si l'on peut prendre des bains de mer pendant les époques des règles. Les opinions des médecins sont différentes à cet égard ; mais, aujourd'hui, on incline plutôt à les permettre. Généralement, je conseille de s'abstenir pendant les deux premiers jours de l'époque menstruelle, puis après je les fais continuer.

On est également consulté pour savoir si une femme, en état de grossesse, peut prendre des bains de mer. J'ai toujours conseillé de s'en abstenir. L'anémie physiologique de la grossesse ne peut être modifiée par la médication marine; les incidents d'un bain pris à la mer pourraient en arrêter la marche. J'ai toujours recommandé, en pareil cas, de ne demander à cette médication que la respiration de l'air marin.

La ménopause, ou âge critique, est l'époque de la cessation de la fonction menstruelle, de même que l'âge de la puberté en avait été le début. C'est entre quarante et cinquante ans que la fonction ovarienne diminuant progressivement, dans l'espace d'environ deux ans, l'utérus réduit à l'inaction va reprendre peu à peu l'état rudimentaire qu'il avait d'abord présenté.

Raciborski a observé qu'en moyenne, à

Paris, les femmes cessent de voir, à l'âge de quarante-six ans.

Les femmes s'aperçoivent souvent d'une diminution progressive du sang évacué à chaque époque, et du temps pendant lequel il coule. D'autres fois, au contraire, cette quantité devient de plus en plus abondante, et une ménorrhagie parfois inquiétante s'établit ; quelquefois les époques se prolongent tellement qu'elles semblent se confondre ; mais on observe également que souvent les époques s'éloignent successivement, ou ne reviennent qu'après des intervalles irréguliers et forts longs.

Très-rarement la menstruation cesse tout à coup, spontanément.

La ménopause est la période de la vie des femmes, qui est pour elles une cause d'anxiété ; un malaise général, des engourdissements dans les membres inférieurs, des douleurs dans la région lombaire, des bouffées de chaleur au visage sont des phénomènes qu'on rencontre chez le plus grand nombre. Il n'est pas rare d'observer, chez celles qui sont nerveuses, la fin des souffrances qui les avaient poursuivies pendant presque toute leur existence, aux approches de l'âge où l'utérus va rentrer dans le repos et l'obscurité.

Les femmes arrivées à l'âge critique se trouvent généralement bien de leur séjour près de la mer; elles trouvent dans le bain de mer tiède et dans le bain à la lame un modificateur qui favorise la cessation de la fonction menstruelle.

La dyspepsie de la ménopause doit être prise en sérieuse considération, car elle est souvent le point de départ de maladies organiques des mamelles, de l'utérus, ou de l'aggravation de celles-ci dans le cas où elles existeraient avant l'époque critique.

La stérilité est le plus souvent la conséquence d'une dyspepsie méconnue et non traitée; les conditions marines sont excellentes pour la faire cesser. On ne doit pas s'étonner qu'une femme dyspeptique ne devienne pas enceinte, puisque tout se passe en elle pour qu'elle ne se conserve pas dans un état de santé convenable; elle ne peut faire que d'une manière imparfaite les éléments de son espèce.

MALADIES DES ENFANTS

On envoie, tous les ans, près de la mer une quantité considérable d'enfants qui sont atteints de scrofule ou de rachitisme. La plage de Dieppe, pendant trois mois, est une véritable colonie d'enfants, qui passent toute la journée sur la terrasse de l'établissement des bains.

Pendant leur séjour ils puisent presque toujours, dans l'atmosphère marine, des éléments de force et d'amélioration dans leur état, que leur avaient refusé l'habitation des grandes villes, et souvent celle de la campagne pendant les chaleurs.

La scrofule est une maladie constitutionnelle de l'enfance, le plus souvent héréditaire, mais pouvant se manifester sous l'influence d'une mauvaise hygiène, d'une alimentation insuffisante, et de l'habitation insalubre où la lumière et l'air ne pénètrent qu'en quantité insuffisante. Elle est caractérisée par le développement, la suppuration et l'ulcération d'une foule de glandes, l'inflammation des articulations et celle des os.

La forme de la santé appelée lymphatisme, qui précède et prédispose à la manifestation de cette maladie, doit être prise en sérieuse considération. Il ne faut pas trop attendre pour le traiter, car il ouvre la porte, non-seulement à la scrofule, mais encore à la tuberculisation, et à un certain nombre de maladies de la peau.

On réussira d'autant mieux à atténuer les effets de cette disposition organique, qu'on pensera à la modifier dans la première période de la vie. Les résultats remarquables, obtenus à l'hôpital des scrofules de Berck, témoignent de la grande efficacité de la médication marine dans le traitement de la scrofule, sur un nombre considérable d'enfants envoyés par l'administration de l'Assistance publique, et, comme preuve à l'appui de la grande utilité de ce traitement, je citerai le passage du remarquable rapport fait par M. le docteur Bergeron, et inséré dans les *Annales d'hygiène publique,* 1868, page 241.

« Ces résultats, dit M. Bergeron, mettent hors de doute l'énergie d'action du traitement maritime, qui est employé à Berck, à l'exclusion de tout autre. Là, en effet, il importe de le dire, la pharmacie ne figure que pour mémoire, et c'est à peine s'il en sort, chaque année, quelques doses d'ipécacuanha ou de bismuth, pour parer à des états morbides accidentels ; la vie sur la plage, les bains deux fois par jour du printemps à l'automne, un peu d'eau de mer en boisson, une alimentation très-substantielle et très-variée, et enfin des exercices gymnastiques, tels sont les éléments du traitement, plus hygiénique que médicamenteux, auquel nous devons tant de beaux succès.

« Mais ce qui fait, avant tout, la supériorité de ce traitement, c'est la rapidité avec laquelle il active les fonctions et réveille la vitalité ; c'est la puissance avec laquelle il imprime à tout l'organisme une modification assez profonde pour que, dans l'espace de quelques mois, la plupart de nos scrofuleux soient véritablement transformés.

« Mais si des individus, déjà en puissance de scrofule, peuvent être à ce point modifiés, que ne devrait-on pas attendre de la médication saline, si l'on pouvait soumettre à son action vivifiante des enfants chez lesquels des antécédents héréditaires, suspects, certains états morbides, et l'ensemble de l'habitude extérieure, autorisent à soupçonner l'existence de la diathèse strumeuse, et l'imminence de quelques-unes de ses manifestations. »

On pourra se convaincre, par ce qui précède, que les bains de mer et l'atmosphère de la mer constituent l'antiscrofuleux par excellence.

RACHITISME

Le rachitisme est une maladie de la nutrition, localisée sur le système osseux qui se ramollit, d'où résultent différentes déformations du squelette.

Ces déformations s'observent le plus souvent entre le troisième et le quinzième mois de la première enfance; elles peuvent même se présenter avant la naissance.

L'allaitement, comme qualité et comme durée, a été considéré comme la cause la plus certaine du rachitisme ; la privation de la lumière a été également regardée comme une cause fréquente : on sait combien la privation de lumière est un empêchement au développement des êtres.

On l'observe souvent chez les enfants des

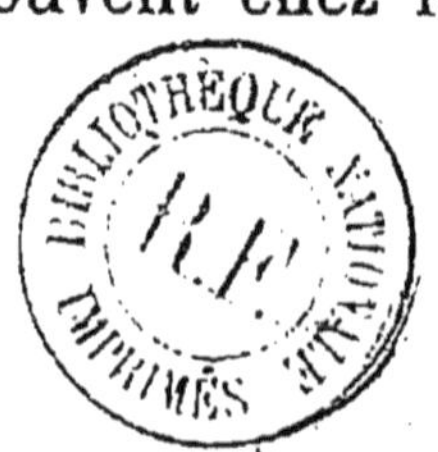

pauvres, que dans un but intéressé on sèvre de bonne heure; ou chez les enfants des riches, qui reçoivent de leurs parents une mauvaise direction alimentaire.

Cette maladie est éminemment du ressort de la direction du médecin, qui, à la moindre incurvation des membres ou de la colonne vertébrale, devra porter son attention sur l'état général du malade.

La médication marine est employée avec succès dans le traitement du rachitisme. On devra toujours commencer par des bains de mer chauds chez les rachitiques, qui ne supportent pas les bains froids aussi bien que les scrofuleux; on leur donnera ensuite des bains à des degrés différents avant de les envoyer à la mer.

Dernièrement, M. le docteur Bernard, de Montbrun-les-Bains (Drôme), a employé avec beaucoup de succès le lait de chienne dans le traitement du rachitisme[1]; pour lui, la

[1] *Gazette hebdomadaire*, 14 janvier 1876.

cure du rachitisme est un fait acquis et incontestable. Depuis quelques mois, il emploie la même médication dans le traitement de la phthisie pulmonaire, il annonce que les résultats sont encourageants.

MALADIES DE LA PEAU

L'eau de mer, par sa minéralisation considérable, et par son atmosphère de composition analogue, est bien supérieure à une foule d'autres eaux minérales qui peuvent amener la guérison des affections de la peau.

Toutefois, de bons résultats ne pourront être obtenus qu'à une condition : c'est que l'affection, quelle qu'elle soit, atteindra un sujet lymphatique ou scrofuleux. C'est là un fait sur lequel M. Devergie a depuis longtemps appelé l'attention, et il a été des premiers à chercher à détruire cette habitude banale d'envoyer aux eaux sulfureuses des

Pyrénées les malades atteints d'affections cutanées. Les résultats obtenus depuis quelques années à l'hôpital de Berck sont venus confirmer les observations de ce savant médecin.

On devra surveiller, avec un grand soin, l'emploi des bains de mer, dans les affections chroniques de la peau, qui en réclament l'usage. Les premiers bains annoncent toujours une surexcitation. Celle-ci doit toujours être modificative d'un état chronique, c'est-à-dire, habituellement indolent; mais il ne faut pas que la modification aille jusqu'à un état aigu franchement inflammatoire, sans quoi il enflamme la partie malade, il étend et propage l'éruption en aggravant ainsi l'état de la peau malade. Il faut que les bains amènent une modification dans la vitalité habituelle de la partie malade, mais rien de plus.

C'est pour cela que le médecin devra suivre, jour par jour, et à une heure éloignée du bain, l'affection cutanée, afin de juger si la surexcitation est seulement passagère. Ce n'est qu'à cette condition qu'on procurera la guérison; et, pour arriver à ce résultat, les médecins auront à vaincre bien des préjugés. En général, les affections papuleuses, c'est-à-dire, à forme lichénoïde, sont surexcitées par la mer; il en est de même des acnés de la figure. Sous ce rapport, il n'est pas rare de voir ces éruptions s'accroître par l'air seul de la mer; mais ce sont surtout les acnés miliaires qui se montrent chez les jeunes filles ou chez les jeunes femmes nerveuses. Par contre, les maladies secrétantes: impétigo, eczèma, eczèma impétigineux se trouvent généralement bien de l'emploi des bains et du séjour à la mer, à condition que ces maladies seront arrivées à un état chronique et indolent. Toute affection aiguë repousse la médication saline.

Il est une forme morbide qui retire de grands avantages du séjour à la mer: c'est la forme tuberculeuse. Ainsi, généralement, tous les lupus sont améliorés par l'eau de mer.

Les formes squameuses, le psoriasis, la lèpre vulgaire, dit M. Devergie, n'en retirent aucun soulagement. La véritable lèpre, celle des pays chauds, est généralement exaspérée par le séjour à la mer, et par les bains.

Biett avait observé que certaines maladies de la peau, qui sont exaspérées par les bains de mer, guérissent très-bien par l'usage de l'eau de mer à l'intérieur. Cette opinion avait été émise, avant Biett, par Buchan, médecin anglais.

Les bains de mer n'étant applicables qu'aux affections chroniques, ce n'est pas par vingt ou vingt-cinq jours de séjour à la mer que l'on peut obtenir une guérison, mais bien par un séjour de plusieurs mois. Inutile d'ajouter qu'au traitement on devra joindre une excellente hygiène sous le rapport de l'habitation, de la nourriture et des promenades.

MALADIES DU CŒUR

On ne doit pas penser à la médication marine pour les malades atteints d'affection organique du cœur ; tout au plus, pour eux, la respiration de l'air marin pourra-t-elle leur faire quelque bien ; mais cette médication pourra être utile, dans les cas de dilatation du cœur, suite d'anémie globulaire, sans complications valvulaires.

Il y a quelques années, j'ai donné, à Dieppe, des soins à une dame de Paris, atteinte de dyspepsie, à prédominante constipation, et qui avait produit chez elle une anémie globulaire considérable. Comme conséquence de la perte de ses globules et de l'augmentation du sérum du sang, elle présentait une dilatation du cœur, sans complications valvulaires; on entendait chez cette malade les battements énergiques du cœur sous la clavicule droite; elle ne pouvait se coucher sur le côté gauche; elle mangeait très-peu, digérait mal, et se plaignait d'insomnies continuelles; elle se croyait gravement atteinte d'une maladie du cœur, dont elle pensait ne pouvoir guérir; elle en était tristement préoccupée. Cependant, elle était allée consulter M. Bouillaud, qui lui avait assuré qu'elle n'en était pas atteinte; mais cette dame continuait à consulter beaucoup de médecins, et se trouvait souvent embarrassée sur le choix des conseils qu'elle devait préférer. Mes soins, uniquement dirigés du côté des fonctions digestives, eurent pour résultat un état général notablement amélioré, des fonctions intestinales se faisant mieux, et une diminution notable de la dilatation cardiaque. Malgré cela, les préoccupations de la malade continuèrent à être les mêmes; au mois de juin dernier, elle est retournée voir M. Bouillaud, qui, dans la consultation remise par lui, a mentionné l'avis suivant : cœur dans les conditions les plus normales.

On verra, par cette observation, l'influence que peut avoir la dyspepsie sur la production de la dilatation du cœur, résultant de la laxité que peut causer l'anémie globulaire. Dans ces cas, plus nombreux qu'on ne le pense généralement, le traitement de la prétendue maladie du cœur est celui de la dyspepsie.

GOUTTEUX

La médication marine ne doit pas être employée chez les goutteux par hérédité; elle ne pourrait que leur donner de promptes déceptions; les malades feront beaucoup mieux d'aller, chaque année, faire une saison aux eaux de Contrexeville ou de Vittel. Si certaines circonstances les appelaient près de la mer, qu'ils se rappellent qu'ils doivent uniquement y respirer l'air marin.

Les malades goutteux, par voie de dyspepsie, pourront se bien trouver de leur séjour au bord de la mer, à la condition qu'un traitement bien fait de cette maladie aura pu être institué.

NERVEUX

Les malades nerveux, par voie d'hérédité, ne se trouvent généralement pas bien de leur séjour près de la mer; son atmosphère produit, le plus souvent chez eux, une excitation parfois considérable, qui indique qu'ils n'ont rien à attendre de la médication marine. Mais ceux qui sont nerveux par anémie globulaire pourront y trouver d'excellentes conditions pour l'amélioration de leur état. Tout ce qui pourra être fait, pour relever et maintenir améliorées leurs fonctions digestives, aura pour résultat une meilleure composition du liquide sanguin, et une diminution dans la manifestation des symptômes nerveux.

Beau a exposé, dans son *Traité de la Dyspepsie*, p. 49, comment il faut comprendre les névropathies. Il les fait dériver de l'anémie globulaire, qui, elle-même, est une conséquence de la dyspepsie. Chez les nerveux de cette catégorie, les bains de mer chauds devront être préférablement employés, au moins au commencement du traitement.

TUBERCULISATION PULMONAIRE

Les malades atteints de tuberculisation pulmonaire se rencontrent très-rarement près de la Manche ; ceux qui, nés dans le pays, présentent les symptômes de cette maladie, doivent être éloignés au plus vite ; ils deviennent promptement phthisiques : c'est le conseil que j'ai toujours donné à quelques malades atteints de tubercules, et qui probablement, sans conseil antérieur, se sont hasardés à venir à Dieppe.

Mais il y a des malades qui toussent et qui ne sont pas poitrinaires. Chez un bon nombre, la toux qu'ils présentent, est sèche, sans expectoration, purement gastrique ; lorsqu'on les ausculte, on ne trouve aucun signe qui autorise à croire à une affection thoracique; et si l'on interroge les fonctions digestives, on s'assure qu'ils ont perdu l'appétit, ils ont de la constipation, ils sont analgésiques, ils présentent des bruits de souffle dans les carotides, ils sont faibles et se plaignent de douleurs dans le dos; celles-ci se rattachent à la névralgie intercostale, satellite presque forcé de toute dyspepsie. Dans ce cas, le séjour près de la mer ne pourra être que très-profitable. Mais ceux qui présenteront des signes évidents de tuberculisation pulmonaire, devront être envoyés, pour y passer l'hiver, dans un pays où ils puissent jouir de la douceur et de l'égalité du climat.

Les stations d'hiver de Menton, de Cannes, d'Hyères, de Nice, sont conseillées avec raison; un certain nombre de malades en retirent des avantages incontestables; mais ces stations hivernales n'offrent en général que des conditions plus ou moins favorables d'amélioration.

Le climat de l'île de Madère, par l'uniformité et la douceur de sa température, a acquis une faveur méritée pour ses effets favorables dans la tuberculisation pulmonaire. Mais le climat de Mogador, qui n'a peut-être pas son égal dans le monde, occupe le premier rang parmi les stations d'hiver qui peuvent être conseillées aux tuberculeux.

Mogador, port de mer de l'empire du Maroc, est situé sur la côte occidentale de l'Afrique; sa population est d'environ 20,000 habitants. Grâce au séjour de treize mois que M. le docteur P. Despine, de Marseille, y fit en 1840; grâce au docteur Thévenin, qui y réside depuis quinze ans, la ville est devenue parfaitement habitable.

M. Beaumier, consul de France à Mogador et savant distingué, a fait connaître, en 1868, des observations météorologiques précieuses, recueillies au consulat de France, et desquelles il résulte que le thermomètre ne s'est élevé qu'à 27° pendant quelques jours du mois de juin, et qu'il n'est descendu à 14° que les 15 et 16 janvier de la même année. La moyenne a donc été de 20° environ. L'hiver est sans contredit, à Mogador, la saison la plus agréable de l'année; les pluies se produisent le plus souvent sous forme d'averse, et sont de courte durée; le siroco, ce vent africain, si redouté dans les stations du Midi, ne s'y fait jamais sentir.

M. le professeur Seux, de Marseille, a publié une intéressante brochure qui fait connaître la supériorité du climat de Mogador. Il cite un passage d'une lettre que M. le docteur Thévenin lui a écrite, et qui est conçue en ces termes : « La phthisie n'existe pas à Mogador chez les indigènes, et les quelques faits que j'ai été à même d'observer confirment en tous points ces prévisions. Entre autres, un cas très-remarquable, en ce que la phthisie pulmonaire a été reconnue par plusieurs médecins d'Europe, et la guérison constatée par ces mêmes médecins : Le malade était un officier de la marine du Danemark qui fut obligé de quitter le service par suite d'une affection de poitrine, déclarée par les médecins, *phthisie tuberculeuse.*

« En 1865, on lui conseilla de changer de climat; il se rendit en France, aux Eaux-Bonnes, et à Alger, où il séjourna jusqu'en 1867; mais l'amélioration était peu notable. Alors cédant aux instances de son frère, vice-consul d'Angleterre à Mogador, il se rendit dans cette ville, dans le courant de septembre 1867. Son état s'améliora rapidement; il rentra en Europe sur la fin d'avril 1868, et ses médecins le regardèrent comme guéri; ils déclarèrent miraculeux le résultat obtenu pendant son séjour à Mogador.

« Depuis, cet officier a repris son service. »

M. le docteur Ollive a publié, l'année dernière, dans le *Bulletin de la Société de géographie de Paris*, un travail sur le climat de Mogador, et de son influence sur la phthisie [1]. Il considère le climat comme le

[1] *Bulletin de la Société de géographie*, octobre 1875.

meilleur agent thérapeutique pour la guérison des poumons malades ; il confirme l'uniformité et la douceur de température de ce pays dont M. le docteur Leared, médecin en chef du grand hôpital du Nord, à Londres, a fait récemment ressortir les avantages.

« On trouve réunies à Mogador, dit M. le professeur Seux, toutes les conditions les plus recherchées aujourd'hui dans les climats propres au traitement des maladies de poitrine : situation au niveau de la mer, en conséquence forte pression barométrique ; température douce toute l'année, puisqu'elle est au moins de 14° pendant la saison la plus froide, avec des écarts de peu d'importance ; ciel d'une grande pureté, permettant de vivre presque toujours au grand air ; atmosphère saline, condition la plus salutaire de toutes. »

M. le docteur Leared considère cette atmosphère comme très-salubre, et il pense que cette condition ajoutée à celle d'un climat exceptionnel fait de Mogador la meilleure station pour les phthisiques.

En effet, les vents alisés arrivent directement sur la ville, tout imprégnés des émanations salines de l'océan qu'ils viennent de traverser, tandis que Funchal ne reçoit ces vents qu'après leur passage sur l'île de Madère et ses montagnes.

Pendant le séjour que M. le docteur Leared fit dans cette ville, il fut consulté par beaucoup de malades ; il n'a jamais vu un habitant atteint de tubercules pulmonaires; il n'a constaté les symptômes de la phthisie que sur un seul juif qui n'était pas de la localité[1].

En 1840, M. le docteur P. Despine avait déjà constaté l'absence de tuberculeux à Mogador.

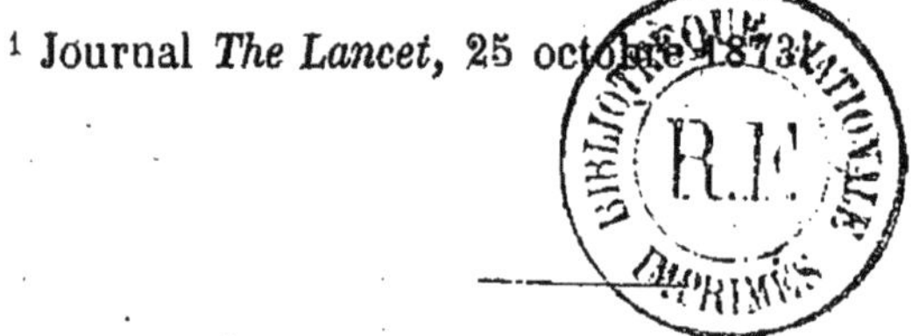

[1] Journal *The Lancet*, 25 octobre 1873.

www.ingramcontent.com/pod-product-compliance
Ingram Content Group UK Ltd.
Pitfield, Milton Keynes, MK11 3LW, UK
UKHW020235220726
13923UKWH00002B/665